Petra Silberbauer

30 kurze Entspannungsgeschichten

Für den täglichen Gebrauch in großer Schrift

Bibliographische Information der Deutschen Nationalbibliothek
Die Deutsche Nationalbibliothek verzeichnet diese Publikation in der deutschen Nationalbibliographie; detaillierte bibliographische Daten sind im Internet über http://dnb.d-nb.de abrufbar.

Layout und Satz des Buches: Angelina Schulze

Korrekturlesen: Ilse Laukenmann

Umschlaggestaltung: Angelina Schulze

Verlag: Angelina Schulze Verlag
Am Mühlenkamp, 38268 Lengede
verlag@angelina-schulze.com
https://angelina-schulze-verlag.de

1. Auflage Juli 2024

ISBN: 978-3-96738-291-4

Inhaltsverzeichnis

Einleitung

Tauche mit mir in die Welt der Entspannung ein.

Dieses Buch entstand auf Wunsch einer sehr guten Freundin.

Kannst Du nicht ein Buch mit kürzeren Geschichten und in größerer Schrift schreiben, sodass ich keine Lesebrille brauche?
Diese Anfrage erhielt ich auch schon bei Lehrgängen. Somit kam ich diesen Wünschen gerne nach.

In diesem Buch findest Du 30 kurze Entspannungsgeschichten. Ich habe bewusst das Ankommen und Zurückführen kurzgehalten, damit die Seitenzahl durch die größere Schrift den Buchpreis nicht zu sehr ansteigen lässt. Suchst Du längere Texte, dann stöbere doch gerne in meinen anderen Büchern. Darüber würde ich mich sehr freuen. Das Buch beinhaltet die klassischen Entspannungstechniken in kürzerer Form.

In meiner Zeit als Autorin habe ich weit über 400 Texte geschrieben, die man in meinen Büchern findet.

Die Texte entstanden aus meinen Gedanken und sind einzigartig.

Bei der Anzahl kann es natürlich sein, dass man im Netz Ähnlichkeiten findet. Dies wäre rein zufällig und nicht gewollt. Ich schätze die Arbeiten anderer Autoren sehr und würde mich nicht mit fremden Federn schmücken. Sollten Wiederholungen oder Dir bekannte Formulierungen vorkommen, bitte ich das zu entschuldigen.

Alle Angaben wurden mit bestem Wissen erstellt und von mir selbst geschrieben. Als Autorin weise ich Dich darauf hin, dass alle Geschichten frei erfunden sind. Ähnlichkeiten mit Erlebnissen, Personen und Vorkommnissen sind nicht beabsichtigt.

Bei der Vielzahl an meinen Geschichten, können sich Titel ähneln. Der Inhalt ist jedes Mal anders.

Diese Geschichten ersetzen keinen Arztbesuch.

Solltest Du in irgendeiner Form Beschwerden haben oder wahrnehmen, wende Dich bitte umgehende an die Ärztin bzw. den Arzt Deines Vertrauens.

Und nun wünsche ich Dir eine gute Entspannung.

Wasserspiegelbild

Bevor wir mit unserer Reise zu uns selbst beginnen, finde Dich in einer für Dich entspannten Position ein.

Senke nun sanft Deine Augenlider, finde Deinen Weg zu Dir selbst und in die Stille der Entspannung hinein.

Gib das Gewicht Deines Körpers und Deine Belastungen in die Erde ab.

Lasse immer mehr los und sinke entspannt in Deine Unterlage hinein.

Lasse ein Gefühl von Leichtigkeit entstehen.

Schaffe Dir so einen Raum der Ruhe und des Friedens.

Aufkommende Gedanken und hörbare Geräusche mögen kommen und gehen so wie die Wolken am Himmel.

Du nimmst sie wahr, lässt sie aber weiterziehen und bleibst dabei wertfrei.

Ein angenehmes Gefühl der Ruhe strömt durch Deinen Körper und breitet sich immer weiter in ihm aus.

Ich lade Dich nun ein, Kontakt zu Dir aufzunehmen und Dich wahrzunehmen und kennenzulernen.

Stelle Dir vor, Du befindest Dich an einem Gewässer und schaust in das Wasser hinein.

Es ist, als ob Du in einen Spiegel hineinschauen würdest und Dich dabei selbst wahrnimmst.

Wenn Dir der Blick in den Spiegel unangenehm ist, dann stelle Dir vor, Du schlüpfst aus Deinem physischen Körper heraus.

Du stehst Dir selbst gegenüber und nimmst Dich wahr.

Genauso wie Du bist und so ist es gut, denn Du bist einzigartig.

Schau Dich einmal genau an.

Wie nimmst Du Dich wahr?

Lege dabei ein Augenmerk auf Deinen ganzen Körper und erfreue Dich an seinem Anblick.

Es ist egal wie groß oder wie klein Du bist.

Es ist unwichtig, ob Du dick oder dünn bist.

Erfreue Dich an Deinem Gesicht, denn es ist einzigartig.

Was macht Dein Gesicht einzigartig?

Zaubere ein Lächeln in Dein Gesicht und erfreue Dich an diesem wunderschönen Anblick.

In Deiner Körperhaltung spiegeln sich körperliche Beschwerden wider.

Deine Mimik verrät Deinen Gefühlszustand.

Was nimmst Du wahr?

Lerne Dich so zu akzeptieren wie Du bist und so ist es gut.

Öffne Dein Herz und lasse die Liebe zu Dir selbst und zu anderen fließen.

Du wirst sehen, Dein Leben kann sich dadurch verändern.

Wirf nun einen Blick nach innen und nimm Deine Fähigkeiten und Deine Werte wahr.

Sie wurden Dir in die Wiege gelegt.

Hast Du all diese Schätze schon entdeckt?

Wenn nein, dann gehe doch einmal auf Schatzsuche.

Eines steht fest, Du bist und bleibst einzigartig.

Schenke Dir ein inneres Lächeln und vielleicht spiegelt es sich auch schon auf Deinen Lippen wider.

Du fühlst Dich wohl.

Öffne langsam wieder Deine Augen und nimm den Raum wahr, in dem Du Dich gerade befindest.

Kurze „Progressive Muskelentspannung“

Gib Dir etwas Zeit, um ruhig und bequem, an Deinem Entspannungsplatz anzukommen.

Ich würde mich freuen, wenn Du mich auf eine kleine Reise durch Deinen Körper begleiten würdest.

Lerne durch An- und Entspannung Deiner Muskulatur den Körper zu entspannen und ihm etwas Gutes zu tun.

Spanne mit Deiner nächsten Einatmung beide Arme an und balle beide Hände zu Fäusten.

Hebe anschließend beide Arme an und lasse dabei einen kleinen Abstand zum Boden entstehen.

Halte diese Anspannung für zwei Atemzüge.

Löse dann mit Deiner nächsten Ausatmung die Anspannung und senke Deine Arme zu Boden.

Öffne gleichzeitig Deine Fäuste und spüre dem nach.

Spanne mit Deiner nächsten Einatmung beide Beine an und ziehe Deine Fußspitzen zur Nasenspitze hin.

Hebe anschließend beide Beine an und lasse dabei einen kleinen Abstand zum Boden entstehen.

Halte diese Anspannung für zwei Atemzüge.

Löse dann mit Deiner nächsten Ausatmung die Anspannung und senke Deine Beine zu Boden.

Spüre dem nach.

Spanne mit Deiner nächsten Einatmung Deine Nacken- und Gesichtsmuskulatur an.

Hebe dazu Deinen Kopf ein Stück vom Boden ab und schneide dabei eine Grimasse, um all Deine Gesichtsmuskeln anzuspannen.

Halte diese Anspannung für zwei Atemzüge.

Löse dann mit Deiner nächsten Ausatmung die Anspannung und lege Deinen Kopf sanft auf dem Boden ab.

Entspanne gleichzeitig Deine Gesichtsmuskulatur und spüre dem nach.

Nimm das Gefühl der Entspannung in Deinem Körper wahr.

Wenn Dir danach ist, lasse einen tiefen Seufzer entstehen und finde Dich wieder im Hier und Jetzt ein.

Autogenes Training einmal anders

Nimm eine Körperhaltung ein, in der Du die nächsten Minuten möglichst bewegungsarm und achtsam entspannen kannst.

Nimm den Anker Deines Lebens – Deinen Atem – bewusst wahr.

Mit Deiner nächsten oder übernächsten Ausatmung schließe Deine Augen.

Nimm mit Deinen inneren Augen die Kontaktpunkte Deines Körpers auf der Unterlage wahr.

Erlaube Deinem Körper und Deinem Geist zur Ruhe zu kommen.

Du bist ruhig, gelöst und entspannt.

Wenn Du möchtest, folge nun meinen Worten.

Sage Dir nun innerlich und im Stillen folgende Sätze vor:

„Ich fühle mich ruhig, gelöst und entspannt".

„Mein Körper lässt alle Schmerzen, alle Verspannung und alles Belastende in den Boden abfließen." (4 bis 6 x)

„Ich fühle mich ruhig, gelöst und entspannt".

„Ich genieße den Moment und fühle mich wohl". (4 bis 6 x)

„Ich fühle mich ruhig, gelöst und entspannt".

„Mein Körper nimmt eine angenehme Wärme wahr". (4 bis 6 x)

„Ich fühle mich ruhig, gelöst und entspannt".

Spüre dem nach.

Öffne langsam wieder die Augen und nimm den Raum um Dich herum wahr.

Bringe wieder eine sanfte Bewegung in Deinen Körper und wenn Du so weit bist, finde Dich in einer sitzenden Position (*oder stehenden Position)* ein.

Lenke Deinen Atem

Ermögliche Deiner Wirbelsäule die Einnahme einer angenehmen Position auf Deinem Entspannungsplatz.

Versuche dabei Länge entstehen zu lassen, umso Deiner Lebensenergie die Möglichkeit zu geben, leichter fließen zu können.

Du kennst vielleicht das andere Wort „Chi“ dafür.

Gib in das Universum *(oder in die Erde)* alles ab, was Du nicht mehr brauchst.

Nimm Dir aus dem Universum *(oder aus der Erde)* die Energie, die Du heute benötigst.

Lenke nun Deine Aufmerksamkeit auf Deinen Atem.

Schicken wir den Anker unseres Lebens auf eine Reise durch den Körper.

Gehe dabei achtsam mit Dir um.

Lege nun Deine Hände auf Deinen Bauch.

Schicke Deinen Atem in Deinen Bauch und beobachte, wie er sich dabei sanft nach außen wölbt und Deinen Körper mit positiver Energie auffüllt.

Bei Deiner Ausatmung senkt sich Deine Bauchdecke wieder und gibt alles Verbrauchte an das Universum ab.

Verweile hier für einen Moment und spüre nach.

Lege Deine Hände gerne auf Deine Rippenbögen.

Schicke Deinen Atem in Deinen Brustkorb und spüre wie sich Deine Rippenbögen, mit der Einatmung weiten.

Bei Deiner Ausatmung schließen sich die Rippenbögen wieder.

Vielleicht konntest Du das Schwingen in den Rippenbögen wahrnehmen?

Verweile hier für einen Moment und spüre nach.

Schicke Deinen Atem in Deinen Kehlkopf hinein.

Dieser bewegt sich sanft auf und ab.

Hier befindet sich das Zentrum der Kommunikation.

Verweile hier für einen Moment und spüre nach.

Gehe achtsam mit Dir und Deinem Körper um.

Bedanke Dich bei Deinem Körper für Deine Atmung.

Sie geschieht von allein.

Öffne langsam wieder Deine Augen und komme ins Hier und Jetzt zurück.

Finde in einer sanften Bewegung wieder in eine sitzende Position.

Lasse los

Bringe Dich für unsere heutige Reise in eine angenehme Ausgangsposition.

Schließe dazu gerne Deine Augen, um ganz bei Dir sein zu können.

Ich lade Dich ein, vorhandene Anspannungen in Deinem Körper loszulassen.

Bleibe dabei wertfrei.

Spüre in Deine Beine und in Deine Füße hinein.

Mit Deiner nächsten oder übernächsten Ausatmung lasse alle Verspannungen oder ein Unwohlsein in Deinen Beinen und in Deinen Füßen los.

Gib diesen Ballast an die Erde (*oder an das Universum)* ab.

Spüre in Deine Arme und in Deine Hände hinein.

Mit Deiner nächsten oder übernächsten Ausatmung lasse alle Verspannungen oder ein Unwohlsein in Deinen Armen und in Deinen Händen los.

Gib diesen Ballast an die Erde (*oder an das Universum)* ab.

Spüre in Deinen Rücken und in Deine Wirbelsäule hinein.

Mit Deiner nächsten oder übernächsten Ausatmung lasse alle Verspannungen oder ein Unwohlsein in Deinem Rücken oder in Deiner Wirbelsäule los.

Gib diesen Ballast an die Erde (*oder an das Universum)* ab.

Spüre in Deinen ganzen Körper hinein.

Mit Deiner nächsten oder übernächsten Ausatmung lasse alle Verspannungen oder ein Unwohlsein in Deinem ganzen Körper los.

Gib diesen Ballast an die Erde (*oder an das Universum)* ab.

Spüre in Dein Herz hinein.

Mit Deiner nächsten oder übernächsten Ausatmung lasse alles los, was Dir auf der Seele liegt.

Gib diesen Ballast an die Erde (*oder an das Universum)* ab.

Verweile hier noch für einen Moment.

PAUSE.

Öffne langsam die Augen und bringe Deinen Kreislauf wieder durch eine sanfte Bewegung in Schwung.

PS: Du kannst diese Entspannungsreise verlängern, indem Du noch weitere Körperteile mit einpflegst oder Körperteile rechts und links trennst.

Körperfarbreise

Finde Dich durch ein sanftes Hineinräkeln oder eines sanften Ausstreckens in Deine Entspannungsposition hinein.

Schließe gerne Deine Augen, um besser wahrnehmen und innere Bilder vor Deinem geistigen Auge entstehen lassen zu können.

Als Begleiter nehmen wir unseren Atem dazu.

Stelle Dir nun Deine Lieblingsfarbe vor.

Tauche in Deiner Fantasie ganz in diese Farbe ein.

Mit jedem Atemzug nimmst Du diese Farbe in Dich auf und verteilst sie dabei in jede einzelne Zelle Deines Körpers.

Du erstrahlst innerlich und äußerlich in Deiner ausgewählten Farbe.

Du leuchtest in der Farbe und fühlst Dich dabei immer wohler.

Man könnte meinen, Du hast Dich in einen Schutzmantel eingehüllt.

Was macht die Farbe mit Dir?

Ich hoffe, Du fühlst Dich ruhig, gelöst und entspannt.

Die Farbe bringt neue Energie in Deinen Körper hinein.

Du siehst in Deiner gewählten Farbe sehr schön aus.

Spürst Du, wie Dein Akku wieder aufgeladen wird?

Verweile hier noch für einen Moment.

Ich hole Dich dann wieder zurück.

PAUSE.

Mit jedem weiteren Atemzug verlässt die Farbe wieder Deinen Körper.

Es war ein sehr schönes Erlebnis.

Entsteht bei Dir der Wunsch nach Bewegung?

Dann räkle Dich, strecke Dich und gähne so wie am Morgen, wenn Du aufstehst.

Danke, dass Du Dich auf dieses Farberlebnis eingelassen hast.

PS: Du kannst diese Farbreise auch mit einer bestimmten Farbe machen.

Möchtest Du längere Farbreisen?
Dann findest Du diese in meinem letzten Buch „30 Körperreisen für Sie und Ihn".

Wärmende Hände auf Deinem Bauch

Wähle für unsere heutige Körperreise Deine Lieblingsentspannungsposition aus, damit es für Dich so bequem wie möglich ist.

Um Dir selbst näher zu sein, schließe Deine Augen und stelle Deine Wahrnehmung auf „Empfangen“ ein.

Bleibe ganz bei Dir und Deinem Körper.

Unsere kleine Körperreise kann beginnen.

Was bedeutet Wärme für Dich?

Vielleicht ein angenehmes Körpergefühl oder das Gefühl von Geborgenheit?

Ich lade Dich nun ein, Deine Hände auf Deinen Bauch aufzulegen.

Kannst Du die Wärme Deiner Hände spüren?

Stelle Dir vor, Deine Hände sind eine Art Wärmflasche oder Wärmekissen.

Nimm wahr, wie Dein Körper diese Wärme aufnimmt.

Nimm wahr, wie Dein Körper diese Wärme, wie Sonnenstrahlen in Deinem ganzen Körper gleichmäßig verteilt.

Mit jedem weiteren Atemzug kannst Du immer mehr loslassen und entspannen.

Die Anspannung weicht langsam aus Deinem Körper und schafft Raum für das Gefühl der Entspannung.

Du fühlst Dich wohl.

Verweile hier noch für einen Moment.

PAUSE.

Verabschiede Dich von Deiner Körperreise und löse langsam Deine Hände von Deinem Bauch.

Öffne Deine Augen, wenn dies nicht schon längst geschehen ist und spüre der Wärme in Deinem Körper nach.

Wärmende Hände auf Deinen Schultern

Wähle für unsere heutige Körperreise Deine Lieblingsentspannungsposition aus, damit es für Dich so bequem wie möglich wird.

Um Dir selbst näher zu sein, schließe Deine Augen und stelle Deine Wahrnehmung auf „Empfangen“ ein.

Bleibe ganz bei Dir und Deinem Körper.

Unsere kleine Körperreise kann beginnen.

Was bedeutet Wärme für Dich?

Vielleicht ein angenehmes Körpergefühl oder das Gefühl von Geborgenheit?

Stelle Dir nun vor, dass sich zwei warme Hände sanft auf Deine Schultern legen.

Dazu kannst Du Dir gerne eine Person in Deiner Fantasie vorstellen.

Es darf auch gerne ein Wärmekissen sein, dass sanft auf Deinen Schultern liegt.

Wie fühlt sich das an?

Kannst Du die Wärme spüren?

Nimmst Du wahr, wie sich Dein Schulterbereich langsam senkt und sich Verspannungen lösen?

Mit jedem weiteren Atemzug fällt der Ballast von Deinen Schultern herab.

Ein schönes Gefühl.

Mit der Zeit fällt es Dir immer leichter loszulassen.

Verweile hier für einen Moment.

PAUSE.

Verabschiede Dich von Deiner Körperreise und spüre wie sich die Hände sanft von Deinen Schultern lösen oder das Wärmekissen sanft von Deinen Schultern genommen wird.

Öffne Deine Augen, wenn dies nicht schon längst geschehen ist und spüre der Wärme in Deinem Körper nach.

Wärmende Hände auf Deinem Rücken

Wähle für unsere heutige Körperreise Deine Lieblingsentspannungsposition aus, damit es für Dich so bequem wie möglich wird.

Um Dir selbst näher zu sein, schließe Deine Augen und stelle Deine Wahrnehmung auf „Empfangen“ ein.

Stelle Dir nun vor zwei Hände legen sich sanft auf Deinen Rücken.

Die Person dieser Hände lässt Du in der Welt Deiner Fantasie entstehen.

Gerne kannst Du Dir auch ein Wärmekissen oder eine Fangopackung auf Deinem Rücken vorstellen.

Die dazugehörige Temperatur, die Dir guttut, wählst Du selbst aus.

Spüre der Berührung und der entstehenden Wärme in Deinem Körper nach.

Lasse die Verspannungen in Deiner Rückenmuskulatur und in Deinen Rückenfaszien los.

Verweile hier für einen Moment.

PAUSE.

Verabschiede Dich von Deiner Körperreise und spüre wie sich die Hände sanft von Deinem Rücken lösen oder das Wärmekissen sanft von Deinem Rücken genommen wird.

Öffne Deine Augen, wenn dies nicht schon längst geschehen ist und spüre der Wärme in Deinem Körper nach.

PS: Du kannst die „Wärmenden Hände“ auch gerne miteinander kombinieren. Wie Du gerne möchtest und wieviel Zeit Dir zur Verfügung steht.

Sinne erleben

Richte Dich an Deinem Ort der Entspannung ein, komme an und schließe Deine Augen.

Innere Bilder können so leichter vor Deinem geistigen Auge entstehen.

Lasse Deinen Atem geschehen und finde Dich immer mehr in der Ruhe und in der Stille ein.

Tauche mit mir in die Welt der Fantasie ein.

Beginne nun damit, einen wunderschönen Ort entstehen zu lassen.

In Deiner Fantasie ist alles möglich.

Du kannst Dich nun auf die Reise ans Meer, in die Berge, an einen See oder an einen anderen Ort begeben.

(Du kannst auch einen Ort benennen)

Nimm wahr, ob Du stehst, ob Du liegst, ob Du gehst, ob Du läufst oder ob Du gehst.

Welche Geräusche nimmst Du an Deinem Ort Deiner Fantasie wahr?

Höre einmal genau hin.

Die Musik der Vögel, das Rauschen eines Wasserfalles oder etwas ganz anderes?

Vielleicht nur Stille?

Wie kannst Du mit Stille umgehen?

Was fühlst Du in diesem Moment?

Nimmst Du Kälte oder Wärme wahr?

Was fühlen und erspüren Deine Hände und Deine Füße?

Was kannst Du schmecken?

Was nimmt Dein Mund, Deine Zunge und Deine Lippen wahr?

Schmeckst Du Dich selbst auf Deinen Lippen?

Was riechst Du?

Angenehme Düfte?

Die Natur?

Verweile hier noch für einen Moment, ich hole Dich dann wieder zurück.

PAUSE.

Verlasse nun die Welt der Sinne und finde Dich wieder in diesem Raum ein.

Komme langsam von Deinem Sinneserlebnis zurück.

Öffne Deine Augen und nimm ein paar kräftige Atemzüge.

Schön, dass Du wieder bei mir bist.

Positiver Gedanke oder Wunsch

Du bist für unsere kleine Fantasiereise ruhig und entspannt an Deinem Platz angekommen.

Schließe gerne Deine Augen und lasse mit jedem weiteren Atemzug, alle Anspannungen in Deinem Körper los.

Gib Deinem Körper und Deinem Geist etwas Zeit zur Ruhe zu kommen.

Aufkommende Gedanken und herannahende Geräusche ziehen vorbei, wie die Wolken am Himmel.

Du kannst später wieder deren Betrachter und deren Zuhörer sein.

Mit jedem weiteren Atemzug tauchst Du immer mehr in die Stille ein.

Nimm nun Deinen Körper wahr.

Entdecke Deinen Atemrhythmus und lausche dieser wundervollen Melodie.

Ich lade Dich nun ein, in Gedanken, einen positiven Gedanken zu fassen.

Einen Gedanken oder sagen wir besser einen Wunsch im Stillen zu formulieren.

Etwas, dass Du Dir von Herzen wünscht und das real werden soll.

Somit vielleicht in Erfüllung gehen könnte.

Formuliere dieses knapp und prägnant, dass es auch das Universum verstehen kann.

Denn es ist wie bei der „Stillen Post", ein Zuviel an Worten verändert den Inhalt und es kommt etwas ganz anderes dabei heraus.

Ein Beispiel: „Ich werde wieder gesund".

Oder: „Ich lasse wieder Freude in meinem Herzen zu".

Sage Dir nun Deinen Gedanken im Stillen dreimal vor.

PAUSE.

Ich wünsche Dir von Herzen, dass Deine Worte im Universum oder wo auch immer angekommen sind, und für Dich in Erfüllung gehen.

Glaube fest daran.

Wenn Du hinfällst, stehe wieder auf.

Lasse nun einen tiefen Atemzug entstehen und lasse dabei auch gerne einen Seufzer aus Deinem Mund entweichen.

Bringe wieder eine sanfte Bewegung in Deinen Körper hinein und öffne Deine Augen.

Vielleicht sieht die Welt gleich ein bisschen anders aus?

Dein Körper

Nimm Dir einen Moment Zeit und gönne Dir eine kleine Pause.

Mache es Dir dazu so bequem wie möglich.

Wenn Du möchtest, schließe gerne Deine Augen, um visuelle Ablenkungen auszuschließen.

Ich lade Dich ein, Deinem Körper ein wenig Aufmerksamkeit zu schenken.

Dazu stelle Dir nun vor, dass Du aus Deinem Körper schlüpfst und Deine Körperhülle betrachtest.

Du siehst Dich nun aus einer anderen Perspektive und bleibst dabei wertfrei, denn Du bist einzigartig, so wie Du bist.

Wie siehst Du Dich?

Was macht Dich aus?

Wer bist Du?

Welche Werte wurden Dir in die Wiege gelegt?

Ein jeder von uns trägt sie in uns und stellt sein Licht gerne unter den Scheffel.

Kannst Du Deine strahlenden Augen sehen?

Nimm Deine sanften Hände wahr, die streicheln, helfen und gemeinsam mit Deinen Armen jemanden liebevoll umarmen können.

Siehst Du, wie einzigartig Du bist?

Vielleicht bist Du kritisch und siehst ein paar Falten in Deinem Gesicht?

Betrachte es einmal anders.

Das sind bestimmt Lachfältchen, die wunderschön anzusehen sind und auch aus Deinem Leben erzählen.

Suche nicht immer das Negative in Dir, sondern finde Deine inneren Schätze und blicke positiv nach vorne.

Genieße den Augenblick und freue Dich auf das, was vor Dir liegt.

Akzeptiere Dich so wie Du bist, und nimm Dich so an wie Du bist, und so ist es gut.

Danke, dass Du heute so mutig warst.

Schlüpfe nun wieder in Deinen Körper zurück.

Ich hoffe, Du fühlst Dich gut und vielleicht auch etwas positiver als zuvor.

Das würde mich sehr freuen.

Öffne nun beschwingt wieder Deine Augen und bewege Deinen einzigartigen Körper.

Ich wünsche Dir, dass Du lernst, Dich so anzunehmen, wie Du bist.

Danke für Dein Vertrauen.

Sternenhimmel

Wähle für unsere heutige Fantasiereise eine bequeme Position aus.

Diese kann im Sitzen oder im Liegen sein.

Bringe Deine Arme und Deine Beine in eine angenehme Lage.

Finde auch eine bequeme Positionierung für Deinen Kopf.

Unsere kleine Reise führt uns in einen sternenreichen Abendhimmel.

Stelle Dir nun vor, Du sitzt gemütlich bei Dir zu Hause auf der Terrasse oder auf dem Balkon.

Gerne kannst Du Dir auch einen anderen Ort in Deiner Fantasie vorstellen.

Es ist ein warmer Sommerabend.

Wenn Du möchtest, kannst Du Dich auch in eine Decke hinein kuscheln.

Dein Blick geht hinauf zum Himmelszelt.

Es ist eine klare Nacht.

Unzählig viele hell leuchtende Sterne sind über Dir zu entdecken.

Du entdeckst auch ein paar große Sterne.

Manche formatieren sich sogar zu einem Sternenbild.

Das sieht wunderschön aus.

Jeder Stern scheint eine Geschichte zu erzählen.

Hör einmal genau zu.

Vielleicht hast Du auch einen persönlichen Stern am Himmel, mit dem Du in Verbindung treten möchtest?

Dann hast Du jetzt Zeit dazu.

Du fühlst Dich ruhig, gelöst und entspannt.

Da entdeckst Du eine Sternschnuppe am Himmel.

Du darfst Dir etwas wünschen.

Ich wünsche Dir dazu viel Glück.

Genieße noch ein wenig dieses Naturschauspiel.

Gedanken kommen und Gedanken gehen.

Fühle Dich in dieser Stille und Ruhe wohl.

PAUSE

Verabschiede Dich nun von Deinem Sternenhimmel und komme wieder im Hier und Jetzt an.

Du kannst diese Reise gerne wieder antreten.

Ein Ausflug in die Berge

Ich möchte Dich heute zu einer kleinen Fantasiereise einladen.

Wie ich sehe, hast Du es Dir schon auf Deinem Platz bequem gemacht.

Meine ruhige Stimme begleitet Dich auf Deiner Reise.

Lasse die Bilder Deiner Fantasie vor Deinem geistigen Auge entstehen.

Unsere Reise führt uns heute in die Berge.

Stelle Dir Dein Bergpanorama oder Deinen Berg vor.

Es ist ein strahlend blauer Himmel und die Sonne scheint.

Das Wetter lädt Dich zu einer kleinen Wanderung ein.

Über Stock und Stein geht es gemütlich einen Weg nach oben.

Du kommst schließlich an einer Bergwiese an.

Ein saftiges Grün und zahlreiche Wiesenblumen erfreuen Dein Auge.

Auf dieser Bergwiese wachsen viele Wiesenblumen.

Lasse diese Farbenpracht auf Dich wirken.

Kannst Du auch die Bienen summen hören und den Gesang der Vögel?

Ist das schön.

Du nimmst einen tiefen Atemzug und setzt Deinen Weg fort.

Sanft schlängelt sich ein Pfad den Berg hinauf.

Du genießt die Natur um Dich herum und den sagenhaften Ausblick in das Tal.

Auf Deinem Weg entdeckst Du eine kleine Holzbank.

Der Ausblick ist atemberaubend.

Du entschließt Dich, eine kleine Pause einzulegen und nimmst auf der Bank Platz.

Du lehnst Dich zurück und Deine Augen schweifen umher.

Lasse in Deiner Fantasie das Bild dieser Landschaft entstehen.

Ein Lächeln zaubert sich in Dein Gesicht.

Das Leben kann so schön sein.

Du atmest tief ein und aus und füllst Deine Lungen mit Sauerstoff auf.

Die Sonne schickt ihre wärmenden Strahlen auf die Erde und berühren sanft Deine Haut.

Der Himmel scheint so nah und doch so fern.

Dein Blick schweift in das Tal hinunter und alles erscheint so friedlich und klein.

Kummer und Sorgen geraten ins Vergessen.

Du stehst auf und gehst noch ein paar Schritte zum Gipfelkreuz.

Du hast es geschafft und es hat Dir gutgetan.

Auf dem Weg nach oben konntest Du Deinen Ballast abgeben.

Ich freue mich, dass es Dir gut geht.

Langsam wird es Zeit für den Abstieg.

Du saugst die Bilder, die Dir die Natur geschenkt hat in Dir auf.

Du bist wieder unten angekommen.

Sanft bringst Du wieder Bewegung in Deinen Körper.

Dein Lächeln auf Deinem Gesicht sagt mir,
Du genießt immer noch die Aussicht auf dem Berg.

Ein Ausflug an das Meer

Unsere heutige Fantasiereise kann Urlaubsgefühle in Dir wecken.

Richte Dir dazu passend Deinen Entspannungsplatz ein.

Ich würde mich freuen, wenn ich Deine Reiseleiterin (Dein Reiseleiter) sein dürfte.

Meine Stimme begleitet Dich in die Welt Deiner Fantasie.

Wenn es nicht schon längst geschehen ist, schließe Deine Augen.

Lasse nun vor Deinem geistigen Auge das Bild eines Sandstrandes entstehen und die Aussicht auf das Meer.

Du machst es Dir in einem Strandkorb bequem.

Du spürst den warmen Sand unter Deinen Füßen und Deine Zehen genießen das Spiel mit den Sandkörnern.

Dein Blick schweift über das Meer.

Klares, türkisfarbenes Wasser, soweit das Auge reicht.

Die Wellen bewegen sich sanft in Richtung Strand und ziehen sich dann wieder zurück.

Ein Kommen und ein Gehen.

Genauso wie aufkommende Gedanken, die weiterziehen wie die Wolken am Himmel.

Möwen fliegen am Himmelszelt und ziehen dabei ihre Kreise.

Möchtest Du auch manchmal frei wie ein Vogel sein und fliegen können?

Ein friedliches und idyllisches Bild tut sich vor Dir auf.

Die Sonne scheint und schickt Dir ihre wärmenden Strahlen.

Diese berühren sanft Deine Haut.

Sie wärmen Dich und tanken Dich mit neuer Energie auf.

Es weht eine leichte Brise, die sanft über Deinen Körper streichelt.

Vielleicht nimmst Du die Brise in Deinem Gesicht oder in Deinen Haaren wahr.

Langsam breitet sich ein Lächeln in Deinem Gesicht aus.

Du fühlst Dich wohl.

Du hast Lust und Du stehst auf und gehst auf das Wasser zu.

Warm umschmeichelt es Deine Füße.

Vielleicht kitzelt Dich sogar das Wasser ein wenig.

Du fühlst Dich völlig unbeschwert und frei.

Dein Blick entdeckt etwas auf dem Boden.

Du hast eine Muschel entdeckt und nimmst sie in Deine Hand.

Wenn Du genau zuhörst, erzählt sie Dir ihre Geschichte.

Du nimmst die Muschel als Erinnerung mit.

In der Ferne kannst Du ein paar Schiffe entdecken.

Wohin ihre Reise wohl gehen mag?

Vielleicht in ferne und fremde Länder?

Du genießt noch einmal Deinen Ort Deiner Fantasie.

Langsam wird es Zeit ihn wieder zu verlassen.

Finde Dich wieder an Deinem Platz ein.

Öffne wieder die Augen und bringe eine wohltuende Bewegung in Deinen Körper.

Dein Kreislauf kommt wieder in Schwung.

Das war eine schöne Reise.

Vielleicht bist Du nächstes Mal wieder dabei.

Ein Spaziergang im Wald

Nachdem Du Dich in Deiner Entspannungsposition eingefunden hast, freue ich mich, gemeinsam mit Dir auf einen virtuellen Spaziergang.

Die Sonne scheint und es ist angenehm warm.

Machen wir uns auf und gehen gemeinsam ein Stück im Wald spazieren.

Lasse dazu ein Bild in Deiner Fantasie entstehen.

Du gehst einen Forstweg entlang.

Links und rechts von Dir säumen Bäume Deinen Weg,

Du entscheidest, ob Du Dich in einem Nadelwald, in einem Laubwald oder in einem Mischwald befindest.

Betrachte einmal die verschiedenen Grüntöne und erfreue Dich daran.

Grün ist die Farbe der Hoffnung.

Du setzt einen Fuß vor den anderen.

Mal gibt es kleine Unebenheiten auf den Weg oder größere Steine.

Das macht Deinen Spaziergang gleich interessanter.

Ein paar Blumen stehen am Wegesrand und Du erfreust Dich an ihren Farben.

Da entdeckst Du einen Weg, der zu einer kleinen Lichtung führt.

Du biegst ab und Du spürst, wie sich der Weg verändert.

Weiche Moospolster weisen Dir den Weg und Du fühlst Dich, als ob Du auf Wolken gehen würdest.

Deine Schritte werden sanft abgefedert.

Du richtest Deine Aufmerksamkeit nach oben zum Himmel

Die Sonnenstrahlen bahnen sich einen Weg durch die Äste der Bäume.

Es sieht so schön aus.

Am liebsten, möchtest Du Dich im Kreis herumdrehen.

Was hält Dich davon ab?

Entdecke das Kind in Dir und entdecke die Natur mit all Deinen Sinnen.

Höre der Musik des Waldes zu.

Rieche den Duft des Waldes.

Erfühle die Bäume mit Deinen Händen.

Schmecke mit Deinen Lippen.

Sieh bewusst mit Deinen Augen.

Nimm jede Einzelheit bewusst wahr und sei dankbar dafür.

Es wird Zeit für den Rückweg.

Du fühlst Dich wohl und unbeschwert.

Du hast Deinen Energiehaushalt wieder aufgefüllt.

An Deinem Platz ankommend spürst Du dem Spaziergang nach.

Wenn Du so weit bist, öffne Deine Augen und komme wieder zum Sitzen zurück.

Lichtreise

Nimm Deine Meditationshaltung ein, in der Du Dich wohlfühlst.

Leg Deine Handflächen so ab, wie es für Dich heute gut ist.

Wandert Deine Handinnenseite in Richtung Decke, dann bist Du bereit für eine Energieaufnahme

.

Richtet sich Deine Handinnenseite in Richtung Boden aus, hast Du das Bedürfnis, etwas abzugeben.

Einen Ballast loszulassen.

Nimm nun Deine Atmung wahr.

Erspüre das Weiten Deines Bauches oder Deiner Rippenbögen mit Deiner Einatmung.

Im Gegenzug zieht sich bei der Ausatmung wieder alles zurück.

Atme Positives ein und atme Negatives aus.

Erlaube Deinem Geist zur Ruhe zu kommen und halte das Gedankenkarussell für einen Moment an.

Stelle Dir nun vor, über Deinem Kopf schwebt eine Kugel.

Diese Kugel ist eine ganz besondere Kugel, denn sie ist mit Licht und Energie geladen.

Die Kugel öffnet sich ein klein wenig und schickt ein Licht mit Energie zu Dir herab.

Das Licht streicht Dir sanft über Deinen Kopf und beginnt langsam mit seiner Reise um und in Deinem Körper.

Lasse es zu, dass es sich auf den Weg macht.

Du kannst dem Licht gerne eine Farbe geben.

Das Licht verweilt länger an Stellen, wo heute besonders Deiner Aufmerksamkeit bedürfen.

Du fühlst Dich wie eine leuchtende Säule oder wie in eine Decke eingehüllt, eine Art Schutzmantel könnte man auch dazu sagen.

Du fühlst Dich geborgen.

Das Licht lässt Kummer und Sorgen verschwinden.

Das Licht lindert Verspannungen und Schmerzen.

Du fühlst Dich immer wohler.

Das Licht wird schwächer, denn es hat seine Arbeit getan.

Die Kugel schließt sich wieder.

Du fühlst Dich ruhig, gelöst und entspannt.

Danke für diese schöne Lichtreise.

Liebevolles Herz

Mache es Dir in der Rückenlage bequem.

Lege Deine Arme und Beine in einer für Dich angenehmen Position ab und pendle Deinen Kopf sanft mittig ein.

Nimm Deinen Körper wahr und lenke mit Deinem nächsten oder übernächsten Atemzug Deine Aufmerksamkeit nach innen.

Der Anker Deines Lebens – Dein Atem – begleitet Dich.

Erlaube Deinem Geist zur Ruhe zu kommen.

Erlebe und genieße diesen Moment.

Lenke Deine Aufmerksamkeit auf Dein Herz.

Spüre in Dein Herz hinein.

Vielleicht kannst Du Deinen Herzschlag wahrnehmen?

Gerne kannst Du auch Deine Hände auf Dein Herz legen.

Dein Herz schlägt tagtäglich für Dich.

Es versorgt Dich um kümmert sich um Dich.

Geht es Deinem Herzen gut?

Öffne nun Dein Herz und lasse die Liebe zu Dir selbst und zu anderen fließen.

Was löst dieser Satz in Dir aus?

Verweile hier für einen Moment.

Ich wünsche Dir, dass Dich Dein Herz leitet, mit Dir geht und Deine Wege ebnet.

Ich wünsche Dir, dass Dich Dein Herz unterstützt, wenn Du in manchen Situationen zögerst.

Ich wünsche Dir, dass Dich Dein Herz daran erinnert, wie mutig Du bist und dass Du Deinem Herzen und Dir vertrauen kannst.

Ich wünsche Dir, dass Dein Herz neben Deinem Atem, ein zweiter Anker Deines Lebens ist.

Ich wünsche Dir, dass Du Dich immer wieder von Deinem Herzen umarmt fühlst.

Die Liebe wird meist in der Form eines roten Herzens dargestellt.

Dann lernen auch wir, unser Herz mit dem Gefühl der Liebe zu verbinden.

Die Liebe, die es uns entgegenbringt.

Schenke Dir nun ein inneres Lächeln.

Schicken wir dieses Lächeln und das Gefühl der Liebe in die Welt hinaus.

Sie hat es so nötig.

Ich bin mir sicher – beides kommt irgendwann und irgendwie zu Dir zurück.

Die Säulen der Achtsamkeit

Komme liegend oder sitzend auf Deinem Meditationsplatz an.

Schließe gerne Deine Augen und finde immer mehr in die Ruhe hinein.

Gib bewusst alle unnötigen Aktivitäten auf.

Halte Dein Gedankenkarussell kurz an und bleibe wertfrei.

In der heutigen Meditation lade ich Dich ein Dir ein paar Gedanken zum Thema „Achtsamkeit“ zu machen.

In Entspannungsreisen hörst Du immer wieder: „Gehe achtsam mit Dir und anderen um“.

Was könnte das bedeuten?

Im Alltag bedeutet Achtsamkeit in diesem Moment zu leben und wertfrei zu bleiben.

Achtsamkeit mit dem Umgang von Gedanken, Gefühlen und Erinnerungen.

Das wertfrei bleiben gehört immer dazu.

Achtsamkeit beginnt schon in diesem Moment, wenn Du merkst, dass Deine Konzentration für eine Tätigkeit nachlässt.

Stress hat nichts mit Achtsamkeit zu tun.

Sich selbst wieder zu spüren, sich wahrzunehmen und zu sich zu kommen werden in der Literatur als Ziele der Achtsamkeit benannt.

Vielleicht hast Du schon einmal von den 7 Säulen der Achtsamkeit gehört, die es für eine Meditation gibt?

Diese Säulen treffen auch für unser Leben zu.

Ich gebe zu, es ist manchmal gar nicht so einfach.

Versuchen wir es.

Bleibe wertfrei und in diesem Moment.

Lerne Dich zu gedulden und vertrauen zu Dir selbst zu entwickeln.

Übe Dich in Akzeptanz, um Dinge so anzunehmen, wie sie sind.

Lerne loszulassen.

Ich wünsche Dir, dass Du achtsam mit Dir, mit anderen und mit anderem umgehst.

Machen wir uns gemeinsam auf den Weg der Achtsamkeit auf.

Kurze Körperreise

Komme entspannt auf Deiner Unterlage an.

Finde in Deine Wohlfühlposition hinein.

Schließe Deine Augen oder senke sanft Deinen Blick.

Nimm wahr, wie Du ein- und ausatmest.

Ich lade Dich nun auf eine Körperreise ein.

Schenke den genannten Körperteilen Deine uneingeschränkte Aufmerksamkeit und versuche mit jeder Ausatmung immer mehr loszulassen und tiefer in Deine Unterlage hin einzusinken.

Du wirst vom Boden getragen.

Lenke Dein Augenmerk auf Deine Füße, Deine Beine, Deine Fußsohlen und jeden einzelnen Zeh.

Spüre nach und lasse los.

Wandere mit Deiner Aufmerksamkeit zu Deinen Fersen, zu Deinen Waden, zu Deinen Schienbeinen, zu Deinen Kniegelenken und zu Deinen Oberschenkeln.

Spüre nach und lasse los.

Lenke Dein Augenmerk auf Dein Gesäß und Deinen gesamten Rücken. Schließe dabei Deinen Bauch mit ein.

Spüre nach und lasse los.

Wandere mit Deiner Aufmerksamkeit zu Deinen Schultergelenken, zu Deinen Armen, zu Deinen Händen und zu Deinen Fingern.

Spüre nach und lasse los.

Streiche in Gedanken sanft über Deinen Nackenbereich.

Spüre nach und lasse los.

Lenke Dein Augenmerk auf Deinen Kopf auf Dein ganzes Gesicht.

Schließe die Kopfhaut dabei mit ein.

Spüre nach und lasse los.

Nimm nun Deinen ganzen Körper wahr, spüre nach und lasse los.

Du fühlst Dich ruhig, gelöst und entspannt.

Du bist ruhig, gelöst und entspannt.

Intensiviere Deine Atemzüge und nimm diese Bewegung bewusst wahr.

Weite diese Bewegungen auf Deinen ganzen Körper aus und öffne wieder die Augen.

Komme entspannt ins Hier und Jetzt zurück.

Inneren Werte

Spüre die Auflagenfläche Deines Körpers auf Deiner Unterlage.

Du wirst von der Mutter Erde liebevoll gehalten und getragen.

Deine Augen ruhen sanft hinter Deinen Augenlidern.

Nimm Deinen Atemstrom wahr.

Die Gleichmäßigkeit wirkt beruhigend und entspannend auf Dich.

Ich lade Dich auf eine kleine Schatzsuche ein.

Unsere Reise führt uns an einen Ort, an dem man Kristalle schürfen kann und darf.

Du machst Dich mit Deiner Ausrüstung auf den Weg.

An dem Berg angekommen wird Dir eine Stelle zugeteilt.

Du machst Dich auf den Weg dorthin und beginnst zu schaufeln und zu sieben.

Ob Du etwas finden wirst?

Du entdeckst kleine, große, runde und eckige Steine.

In Deinem Eimer befinden sich auch ein paar glitzernde Steine oder sind es auch Schätze?

Wer bestimmt den Wert eines Schatzes?

Übertragen wir diese Schatzsuche auf Dein Leben.

Lenke Deinen Blick nach innen.

Was sind Deine Schätze?

Dir wurden Werte in die Wiege gelegt.

Hast Du die schon alle gefunden?

Sie sind mal eckiger, kantiger, runder oder auch poröser.

Genauso wie die Entdeckungen Deiner Schatzsuche.

Für manche Menschen zählen nur Edelmetalle wie Gold und Silber.

Andere erfreuen sich an einem Stein, der wie ein Herz aussieht oder bunt bemalt wurde.

Ein jeder Stein oder auch ein jeder Mensch ist einzigartig.

Finde Deine inneren Werte, die Dir geschenkt wurden.

Ich bin mir sicher, Du hast eine gut gefüllte und einzigartige Schatztruhe in Dir.

Schön, dass es Dich gibt.

Stille

Finde Dich entspannt und bequem auf Deinem Platz ein.

Unser Alltag ist oft von Hektik und von Stress geprägt.

Nehmen wir uns eine kleine Auszeit um dem Körper und dem Geist, die Möglichkeit zum Durchatmen zu geben.

Mit dieser kleinen Meditation gehst Du achtsam mit Dir um.

Nimm Deinen Körper bewusst wahr.

Spüre die Kontaktpunkte Deines Körpers mit Deiner Unterlage.

Bleibe dabei wertfrei.

Wie liegen Deine Arme und Deine Beine auf dem Boden?

Nimm Freiräume wahr.

Welche Positionen nehmen Dein Gesäß und Dein Rücken ein?

Wo berührt Dein Rücken den Boden?

Wie liegt Dein Kopf auf dem Boden auf?

Ist er mittig platziert oder neigt er sich mehr zu einer Seite?

Hast Du Deine Schultern hochgezogen?

Bleibe wertfrei und nimm einfach nur wahr.

Spüre nun in Deine rechte Seite hinein.

Wie fühlt sich Deine rechte Seite an?

Spüre nun in Deine linke Seite hinein.

Wie fühlt sich Deine linke Seite an?

Lenke Deine Aufmerksamkeit auf Deine Atmung.

Nimm Deinen Körper beim Atmen wahr.

Bewegt sich etwas?

Unser Körper ist ein wahres Wunderwerk.

Verweile nun für einen Moment in der Stille und Ruhe.

Deine Atmung geschieht von allein.

Bleibe so bewegungsarm wie möglich liegen und spüre dem nach.

PAUSE *(darf gerne etwas länger sein)*

Wie fühlst Du Dich in dieser Ruheposition?

Sei achtsam und geduldig.

Mit der Zeit fällt es Dir vielleicht leichter.

Danke, dass Du Dich auf diese Stille eingelassen hast.

Somit beginnt für Dich wieder die Zeit der Bewegung.

Eine besondere Pflanze

Freue Dich auf Deine Fantasiereise.

Dein Entspannungsplatz ist schnell hergerichtet und es fällt Dir leicht eine bequeme Position einzunehmen.

Wenn Du möchtest, begleite mich nun auf eine kleine Reise in die Welt der Fantasie.

Du hast einen kleinen Pflanzenableger von Deinen Freunden/Deinen Freundinnen geschenkt bekommen.

Du sollst dieses Pflänzchen hegen und pflegen und Dich überraschen lassen, was daraus wird.

Du stellst den Blumentopf auf ein Fensterbrett und lässt den Dingen seinen Lauf.

Du bist schon gespannt, was daraus wohl entstehen wird.

Die Pflanze ist klein, leicht und unscheinbar.
Hoffentlich hat die Pflanze genug Kraft?

Du gießt sie regelmäßig.

Sie steht an einem sonnigen Platz.

Mit der Zeit wird die Pflanze immer größer und kräftiger.

Grüne Blätter bilden sich und mit der Zeit erkennt man eine Knospe.

Übertragen wir diese Pflanze doch einmal auf unser Leben.

Wir kommen als Baby auf die Welt und sind auf die Hilfe unserer Eltern angewiesen.

Wie wir aufwachsen und was uns alles widerfährt, spiegelt sich in unserem Leben wider.

Fähigkeiten und Fertigkeiten entwickeln sich und können gefördert werden.

Werte werden uns vermittelt, die wir übernehmen können.

Die Pflanze braucht das Sonnenlicht um zu Wachsen.

Wir brauchen die Sonne für gute Laune und für unseren Körper.

Die Pflanze bekommt ihre Nahrung in Form von Wasser und einem Dünger.

Wir stärken uns mit Nahrungsmitteln und Getränken.

Bei richtiger Pflege wird aus der unscheinbaren Pflanze eine wunderschöne Blume.

Wenn wir alle unsere Ressourcen erkennen und nutzen und wir glücklich und zufrieden aufwachsen und leben dürfen, wird auch aus uns ein wunderschönes und wunderbares Wesen.

Diese besondere Pflanze oder dieses wunderbare Wesen bist nämlich Du.

Jetzt weißt Du, was sich in der Knospe verbirgt.

Schön, dass es Dich gibt.

Achtsamkeit und Respekt

Finde Deinen Ausgangspunkt, damit Du in die Entspannung eintauchen kannst.

Nimm Dir Zeit, der Hektik des Alltags zu entfliehen und dem Körper und dem Geist eine kleine Verschnaufpause zu gönnen.

Lasse Deinen Atem auf Deine Art und Weise geschehen.

Aufkommende Gedanken und herannahende Geräusche ziehen vorbei wie die Wolken am Himmel.

Bleibe ein stiller Beobachter.

Schenke Dir ein inneres Lächeln und tauche immer mehr in die Entspannung ein.

Genieße diesen Moment der Ruhe und der Harmonie.

Lenke Deine Aufmerksamkeit auf Deinen Geist.

Versuche Dein Gedankenkarussell anzuhalten.

Gehe achtsam mit Dir um und sei geduldig.

Wenn Dein Geist beginnt auf Wanderschaft zu gehen, versuche ihn wieder in den Moment zurückzubringen.

Es gibt Tage, da geschieht es von allein und es gibt Tage, da fällt es einem schwer oder es ist schier unmöglich.

Bleibe wertfrei, denn auch Achtsamkeit will gelernt sein.

Lenke Deinen Atem nun in Deine Herzgegend und nimm Deinen Herzschlag wahr.

Nimm diesen Moment wahr.

Verweile im Jetzt.

Welches Gefühl nimmst Du in Dir wahr?

Kannst Du es beschreiben?

Bleibe genau in diesem einen Moment.

Schätzt Du die Werte des Lebens?

Anders formuliert respektierst Du andere oder anderes?

In der Anonymität des Internets vergisst das der eine oder andere.

Es ist einfacher ein Wort zu schreiben als in die Augen des anderen zu blicken und eine Reaktion des anderen in Kauf zu nehmen.

Ein ausgesprochenes oder geschriebenes Wort kann man nicht zurücknehmen.

Es bleibt sichtbar und kann nicht ausgelöscht werden.

Oft denkt man gar nicht darüber nach, was das mit einem Menschen alles machen kann.

Es kann ein Kartenhaus zum Einsturz bringen.

Es kann eine Existenz zerstören.

Man kann dadurch jemanden tief verletzen.

Neid und Missgunst des einen oder anderen kann jemand anderen in eine tiefe Depression stürzen.

Urteile nicht vorschnell über jemanden, sondern höre Dir seine Meinung an.

Wenn Dir etwas nicht gefällt, muss das noch lange nicht schlecht sein. Es hat nur nicht Deinen Geschmack getroffen.

Einem anderen gefällt es.

Respektiere das Geschaffene von anderen, genauso wie Du es Dir selbst gegenüber wünschen würdest.

Respektieren wir andere, genauso wie wir auch respektiert werden wollen.

Du kannst es auch gerne Achtsamkeit nennen.

Leben wir jeden Tag so gut wie möglich, wir wissen nicht wie viele Tage wir zur Verfügung haben oder uns noch geschenkt werden.

Leben wir miteinander und nicht gegeneinander.

Lausche nun in Dich hinein und spüre meinen Worten nach.

PS: Leider habe ich diese Erfahrung am eigenen Leib zu spüren bekommen.

Es hat mir den Boden unter den Füßen weggezogen.
Ich hätte nicht gedacht, was Worte alles auslösen können.

Ich habe immer noch mit dieser Respektlosigkeit zu kämpfen, deshalb schreibe ich diese Geschichte, um Dich zum Nachdenken zu bringen.

Vielleicht hast Du selbst schon einmal so etwas erlebt?

Wenn nicht, dann wünsche ich Dir, dass es niemals dazu kommt.

Yoga Nidra Teil 1 Körper in Kurzform

Lege Dich so hin, dass es Dir gut und immer besser geht und räkle Dich in Deine Position hinein.

Nimm die Kontaktpunkte Deines Körpers mit Deiner Unterlage wahr und gib Deinem Geist einen Moment, um zur Ruhe kommen zu können.

Gedanken und Geräusche mögen an Dir vorüberziehen.

Bleib deren ferner Betrachter und ferner Zuhörer.

Lenke Deine Aufmerksamkeit. nach innen.

Sei entspannt, wach und klar.

Ich zähle nun langsam von 10 bis 1.

10 ……9……*runterzählen bis 1.*

Du bist nun in einer tieferen, entspannteren Bewusstseinsebene angekommen.

PAUSE

Beginnen wir mit einer Reise durch unseren Körper.

Lenke Deine Aufmerksamkeit auf Deine Arme und auf Deine Schultern.

Schließe Deine Hände und alle Deine Finger mit ein.

Deine Arme und Deine Schultern. (1-2 x)

Deine Hände und Deine Finger. (1-2 x)

Lenke Deine Aufmerksamkeit auf Deine Beine und auf Deine Füße.

Schließe Dein Knie und Deine Zehen mit ein.

Deine Beine und Deine Füße. (1-2 x)

Deine Knie und Deine Zehen. (1-2 x)

Lenke Deine Aufmerksamkeit auf Deine ganze rechte Körperseite.

Deine ganze rechte Körperseite. (1-2 x)

Lenke Deine Aufmerksamkeit auf Deine ganze linke Körperseite.

Deine ganze linke Körperseite. (1-2 x)

Lenke Deine Aufmerksamkeit auf Deine ganze Körperrückseite.

Deine ganze Körperrückseite. (1-2 x)

Lenke Deine Aufmerksamkeit auf Deinen ganzen Kopf.

Deinen ganzen Kopf. (1-2 x)

Lenke Deine Aufmerksamkeit auf Deine ganze Körpervorderseite.

Deine ganze Körpervorderseite. (1-2 x)

Schenke Deine Aufmerksamkeit Deiner ganzen Körpervorderseite und Deiner ganzen Körperrückseite.

Deiner ganzen Körpervorderseite und Deiner ganzen Körperrückseite. (1-2 x)

Schenke Deine Aufmerksamkeit Deiner ganzen rechten und Deiner ganzen linken Körperseite.

Deiner ganzen rechten und Deiner ganzen linken Körperseite. (1-2 x)

Schenke Deine Aufmerksamkeit Deinem ganzen Körper.

Deinem ganzen Körper. (1-2 x)

Verweile hier für einen Moment ich hole Dich dann wieder zurück.

P.S: Wenn Du mehr Zeit hast, kannst Du Teil 2 dranhängen.

Yoga Nidra Teil 2 Atmung - Kurzform

Nimm das Kommen und das Gehen Deines Atems für ein paar Atemzüge bewusst wahr.

Lenke nun Deinen Atem in Deinen Bauch hinein.

Spüre dem nach.

(Intensivierungsmöglichkeit: Sage Dir beim Einatmen die Zahl 9/21 vor und anschließend beim Ausatmen. Zähle so nach unten. Wenn Du den Überblick verlierst, starte von vorne)

Lenke Deinen Atem in Deinen Brustkorb und in Deine Rippenbögen hinein.

Spüre dem nach.

(Intensivierungsmöglichkeit: Sage Dir beim Einatmen die Zahl 9/21 vor und anschließend beim Ausatmen. Zähle so nach unten. Wenn Du den Überblick verlierst, starte von vorne)

Lenke Deinen Atem in Deine Nase hinein.

Spüre dem nach.

(Intensivierungsmöglichkeit: Sage Dir beim Einatmen die Zahl 9/21 vor und anschließend beim Ausatmen. Zähle so nach unten. Wenn Du den Überblick verlierst, starte von vorne)

Lenke Deinen Atem in Deinen Kehlkopf hinein.

Spüre dem nach.

(Intensivierungsmöglichkeit: Sage Dir beim Einatmen die Zahl 9/21 vor und anschließend beim Ausatmen. Zähle so nach unten. Wenn Du den Überblick verlierst, starte von vorne)

Verweile hier für einen Moment und spüre dem nach.

Lasse Deinen Atemstrom fließen.

So wie er kommt und geht.

Autogenes Training - Kurzform (Teil 1)

Schwere

Nimm Deine Füße und Deine Beine bewusst wahr.

Sage Dir nun innerlich und in Gedanken folgenden Satz vor:

„Meine Füße und meine Beine sind ganz schwer“. (3 - 6x)

„Ich bin ganz ruhig, gelöst und entspannt“.

Nimm Deine Hände und Deine Arme bewusst wahr.

„Meine Hände und meine Arme sind ganz schwer“. (3-6x)

„Ich bin ganz ruhig, gelöst und entspannt“.

Nimm Deine Schultern und Deinen Nacken bewusst wahr.

„Meine Schultern und mein Nacken sind ganz schwer“. (3-6x)

Nimm Dein Gesäß bewusst wahr.

„Mein Gesäß ist ganz schwer“. (3-6x)

„Ich bin ganz ruhig, gelöst und entspannt“.

Nimm Deinen Rücken bewusst wahr.

„Mein Rücken ist ganz schwer“. (3-6x)

„Ich bin ganz ruhig, gelöst und entspannt“.

Nimm Deinen ganzen Körper bewusst wahr.

„Mein ganzer Körper ist ganz schwer“. (3-6x)

„Ich bin ganz ruhig, gelöst und entspannt“.

Du kannst hier aufhören oder weiterlesen.

Autogenes Training - Kurzform (Teil 2)

Wärme-Übung

Stelle Dir nun vor es ist Sommer und Du spürst die Wärme der Sonne auf Deiner Haut.

„Meine Füße und meine Beine sind ganz warm". (3 -6x)

„Ich bin ganz ruhig, gelöst und entspannt".

„Meine Hände und meine Arme sind ganz warm". (3-6x)

„Ich bin ganz ruhig, gelöst und entspannt".

„Meine Schultern und mein Nacken sind ganz warm". (3-6x)

„Ich bin ganz ruhig, gelöst und entspannt".

„Mein Gesäß ist ganz warm". (3-6x)

„Ich bin ganz ruhig, gelöst und entspannt".

„Mein Rücken ist ganz warm". (3-6x)

„Ich bin ganz ruhig, gelöst und entspannt“.

„Mein ganzer Körper ist warm“. (3-6x)

„Ich bin ganz ruhig, gelöst und entspannt“.

Du kannst hier aufhören oder weiterlesen.

Autogenes Training - Ergänzungen

Herz-Übung

Spüre nun in Dein Herz hinein.

Die Wärme hält Einzug in Deinem Herzen.

„Mein Herz schlägt ruhig und gleichmäßig“. (3-6x)

„Ich bin ganz ruhig, gelöst und entspannt“.

„Ich öffne mein Herz und lasse die Liebe zu mir selbst und zu anderen fließen“.

Sonnengeflecht- Übung

Stelle Dir nun vor, dass sich auf Deinem Bauch eine Wärmflasche befindet.

„Mein Sonnengeflecht ist strömend warm“. (3-6x)

Es wärmt mich.

„Ich bin ganz ruhig, gelöst und entspannt“.

Kopf-Übung

Du fühlst einen leicht kühlenden Windhauch an Deiner Stirn.

„Meine Stirn fühlt sich angenehm kühl und entspannt an“. (3-6x)

„Ich bin ganz ruhig, gelöst und entspannt“.

„Mein Gesicht fühlt sich angenehm entspannt an“. (3-6 x)

„Ich bin ganz ruhig, gelöst und entspannt“.

Herzöffnende Körperreise

Sorge gut für Dich und nimm eine Position ein, in der Du bequem liegen oder sitzen kannst.

Genieße die kleine Auszeit von der Hektik des Alltages.

Wenn Du möchtest, folge meinen Worten zu einer kleinen Körperreise.

Spüre in Deine Füße und in Deine Beine hinein.

Nimm wahr und lasse alle Anspannungen, Verspannungen oder Schmerzen in diesen Bereichen los.

Verweile hier für vier Atemzüge.

Spüre in Deine Hände und in Deine Arme hinein.

Nimm wahr und lasse alle Anspannungen, Verspannungen oder Schmerzen in diesen Bereichen los.

Verweile hier für vier Atemzüge.

Spüre in Deine Schultern und in Deinen Nackenbereich hinein.

Nimm wahr und lasse alle Anspannungen, Verspannungen oder Schmerzen in diesen Bereichen los.

Verweile hier für vier Atemzüge.

Spüre in Deinen Rücken und in Dein Gesäß hinein.

Nimm wahr und lasse alle Anspannungen, Verspannungen oder Schmerzen in diesen Bereichen los.

Verweile hier für vier Atemzüge.

Spüre in Deinen ganzen Körper hinein.

Nimm wahr und lasse alle Anspannungen, Verspannungen oder Schmerzen in diesen Bereichen los.

Verweile hier für vier Atemzüge.

Du fühlst Dich ruhig, gelöst und entspannt.

Lenke Deine Aufmerksamkeit nun in Deinen Herz Raum und in Dein Herz Chakra.

In diesem Bereich befinden sich der Sitz der Seele und der Liebe.

Auf unser Leben übertragen sprechen wir hier die Freude, die Harmonie, die Dankbarkeit, die Vergebung und noch vieles mehr an.

Wie nimmst Du Deinen Herzbereich wahr, wenn Du verliebt bist, glücklich bist oder Dich an etwas erfreust?

Bestimmt mit einem Wärmgefühl oder wie sagt man so schön: „Es wird einem leicht um das Herz“.

Ein schönes Gefühl.

Kummer oder Sorgen können eine Art „Schutzpanzer“ um unser Herz legen, damit es nicht bricht.

Sorge gut für Dich, dass es nicht so weit kommt.

Nimm Hilfe an, wenn Du es benötigst.

Denke nun an etwas Schönes und lasse das Gefühl der Liebe oder des Glückes in Dein Herz strömen.

Lasse es auch gerne zu, dass sich dieses Gefühl in Deinem ganzen Körper ausbreitet und sogar durch ein Lächeln in Deinem Gesicht nach außen sichtbar wird.

Ich wünsche Dir ein liebevolles, warmes und allzeit gütiges Herz auf Deinem Lebensweg.

Körperreise

Gib Dir die Erlaubnis, zur Ruhe kommen zu dürfen und finde Dich auf Deinem Platz ein.

Mache es Dir so bequem wie möglich und scanne Deinen Körper von oben bis unten.

Solltest Du dabei irgendwo Verspannungen, Schmerzen oder ein Unwohlsein wahrnehmen, dann leite Deinen Atem dorthin und lasse los.

Vielleicht kann Dir Dein Atem dabei unterstützend zur Seite sehen.

Lenke Deine Aufmerksamkeit auf Deinen gesamten Körper und schlüpfe in den Mantel der Ruhe und Stille.

Diese Zeit gehört Dir alleine.

Begleite mich nun auf eine Körpermeditation.

Werde Dir Deiner Körperteile bewusst, die ich Dir jetzt nennen werde und nimm sie mit Deinem inneren Auge wahr.

Bleibe dabei wertfrei, ruhig und entspannt.

Werde Dir Deiner Arme bewusst.

Spüre in Deine Arme, Deine Hände und in Deine Finger hinein und lasse los.

Werde Dir Deiner Beine, Deiner Füße und Deiner Zehen bewusst.

Spüre in Deine Beine, in Deine Füße und in Deine Zehen hinein und lasse los.

Werde Dir Deiner Schulter und Deines Nackens bewusst.

Spüre in Deine Schultern und in Deinen Nacken hinein und lasse los.

Werde Dir Deines Rückens bewusst.

Spüre in Deinen Rücken hinein und lasse los.

Werde Dir Deines Bauches und Deiner inneren Organe bewusst.

Spüre in Deinen Bauch und in Deine inneren Organe hinein und lasse los.

Werde Dir Deines Gesäßes bewusst.

Spüre in Dein Gesäß hinein und lasse los.

Werde Dir Deines Kopfes und Deines Gesichtes bewusst.

Spüre in Deinen Kopf und in Dein Gesicht hinein und lasse los.

Werde Dir Deiner gesamten Körpervorderseite bewusst.

Spüre in Deine gesamte Körpervorderseite hinein und lasse los.

Werde Dir Deiner gesamten Körperrückseite bewusst.

Spüre in Deine gesamte Körperrückseite hinein und lasse los.

Werde Dir beider Körperseiten bewusst.

Spüre in beide Körperseiten hinein und lasse los.

Werde Dir Deines gesamten Körpers bewusst.

Spüre in Deinen gesamten Körper hinein und lasse los.

Du hast Deinen ganzen Körper durchgescannt.

Wie fühlst Du Dich?

Ich hoffe ruhig, gelöst und entspannt.

Verweile hier noch für einen Moment.

Ich hole Dich dann wieder zurück.

Danksagung

Danke an meinen Verlag für das Vertrauen und die Unterstützung, die mir immer zuteil kommt.

Es ist auch immer wieder erstaunlich, welche Ideen Frau Angelina Schulze für die Cover hat.

Danke für die tolle Zusammenarbeit.

Danke an meine Korrekturleserin Ilse.

Kontakt zur Autorin:

Petra Silberbauer

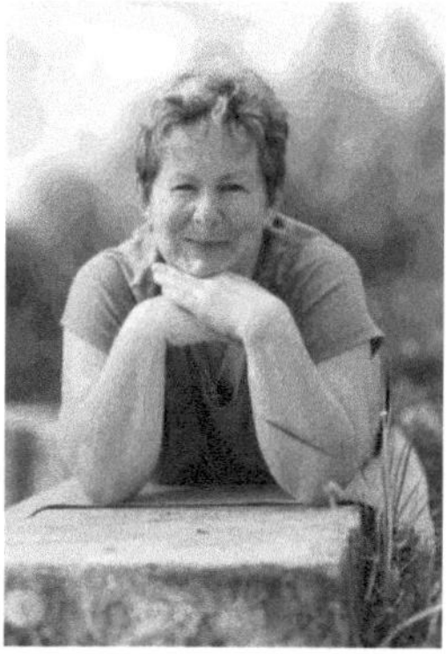

ps.in.balance@web.de

YouTube Kanal:

Petra Balance

Homepage: www.petrasilberbauer.de

Mein Name ist Petra Silberbauer. Ich bin seit über 20 Jahren Trainerin in Sportvereinen und im Fitnessstudio. Nebenbei bin ich Ausbilderin und Referentin für den BTV, BLVS und BVS München.

Entdecke 30 kurze Entspannungsgeschichten in größerer Schrift.

Warum in größerer Schrift?

Vielleicht ergeht es Dir wie mir und Du hast Deine Lesebrille nicht griffbereit? Problem somit gelöst.

Weitere Buchtitel von Petra Silberbauer

ISBN: 978-3-96738-203-7

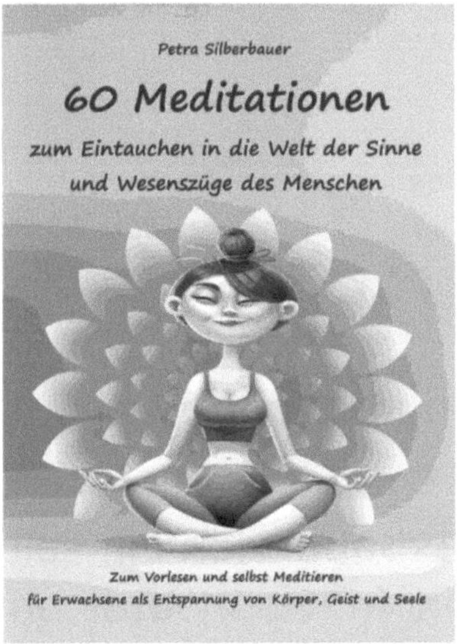

ISBN: 978-3-96738-182-5

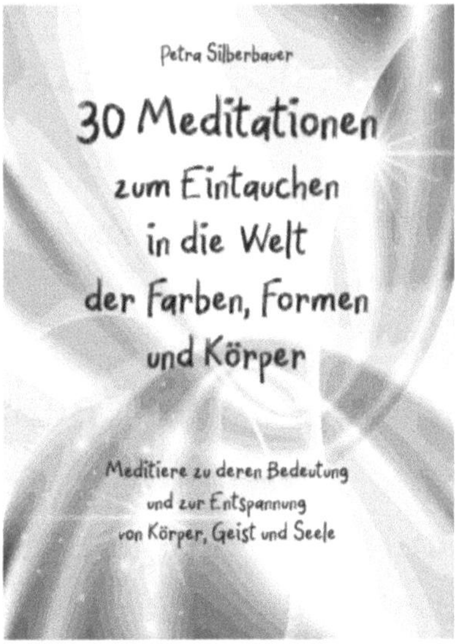

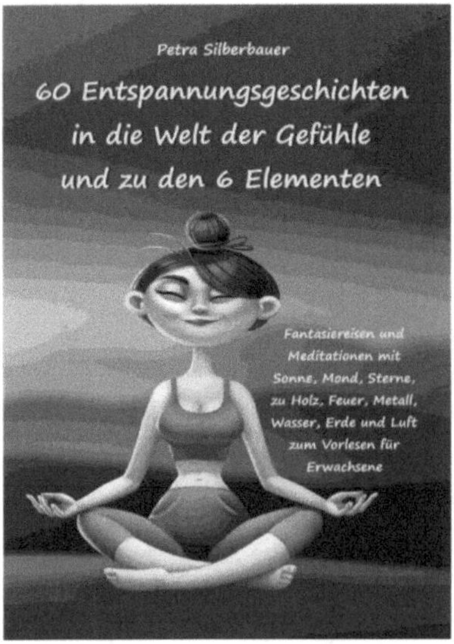

ISBN: 978-3-96738-202-0

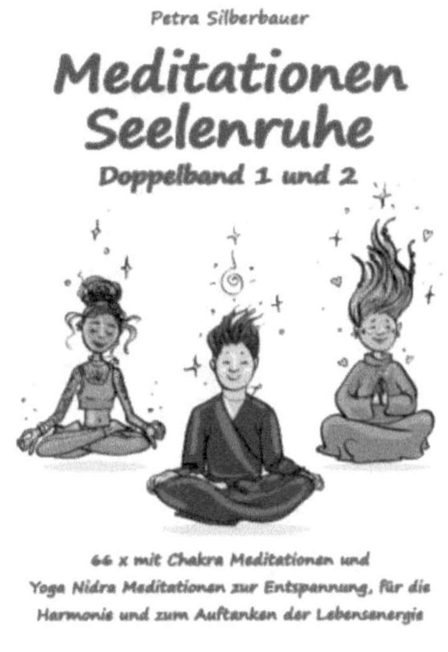

ISBN: 978-3-96738-208-2

ISBN: 978-3-96738-108-5

ISBN: 978-3-96738-197-9

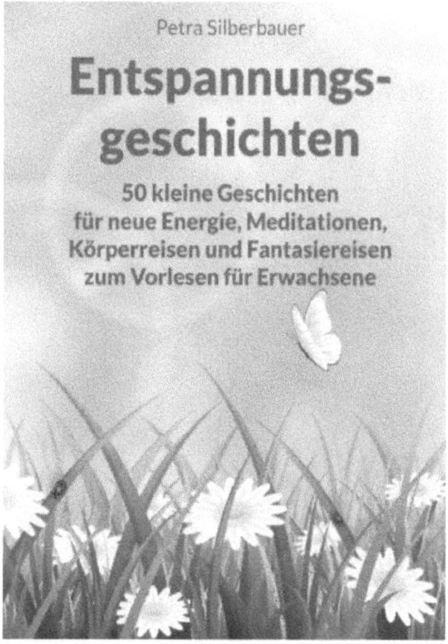

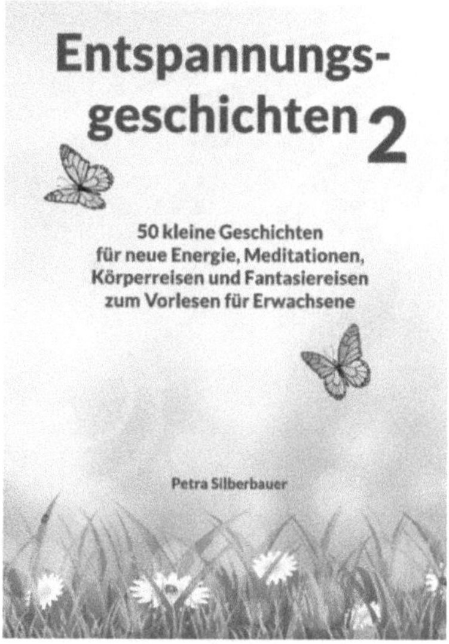

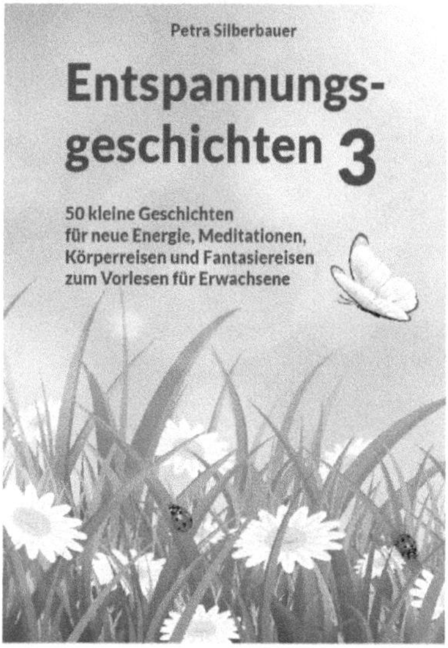

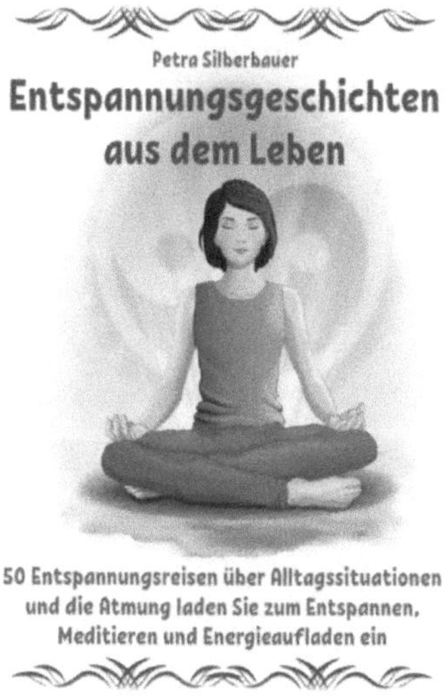

ISBN: 978-3-96738-230-3

ISBN: 978-3-96738-130-6

ISBN: 978-3-96738-122-1

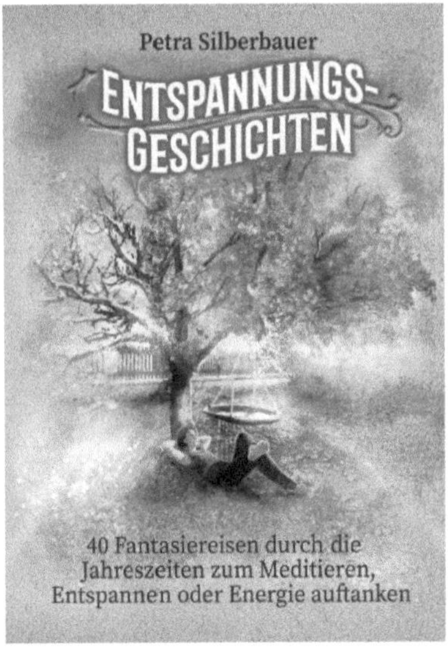

ISBN: 978-3-96738-219-8

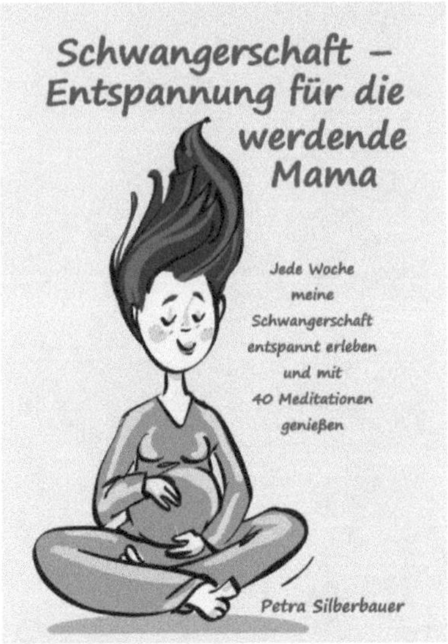

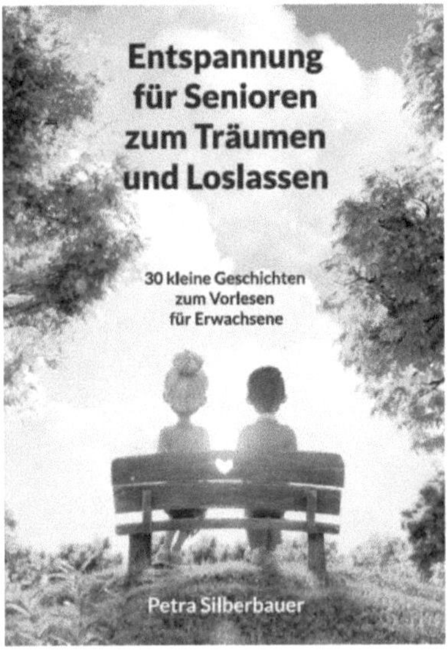

ISBN: 978-3-96738-164-1

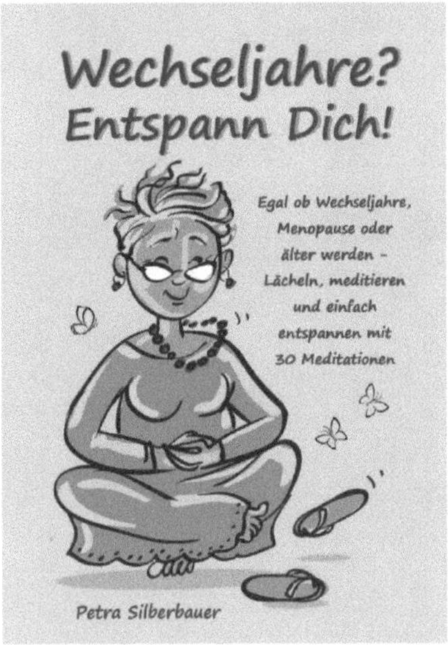

ISBN: 978-3-96738-224-2

ISBN: 978-3-96738-227-3 ISBN: 978-3-96738-205-1

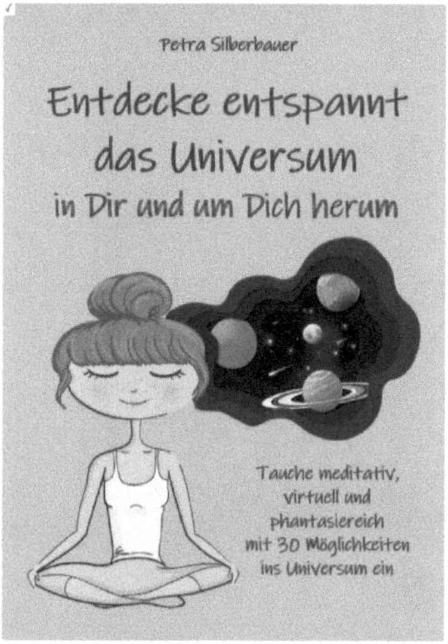

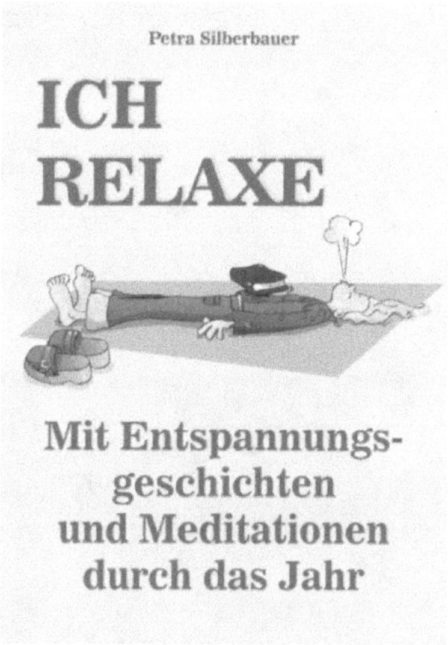

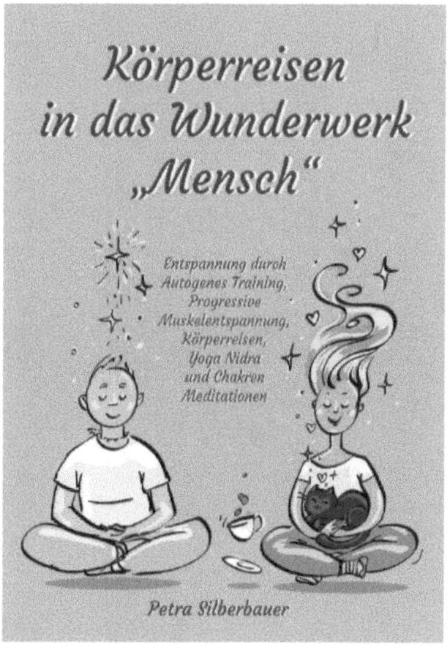

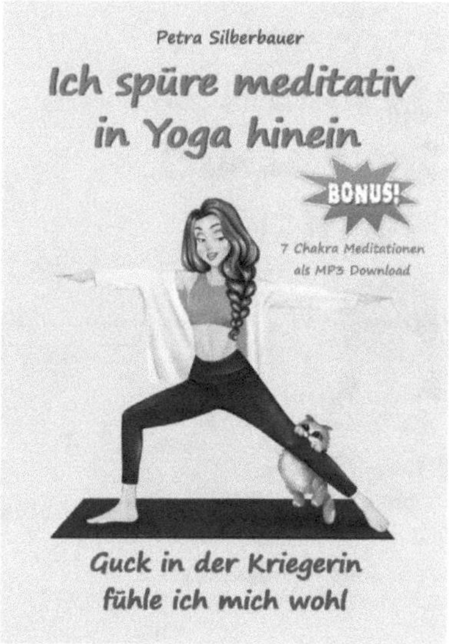

ISBN: 978-3-96738-253-2 ISBN: 978-3-96738-216-7

ISBN: 978-3-96738-139-9

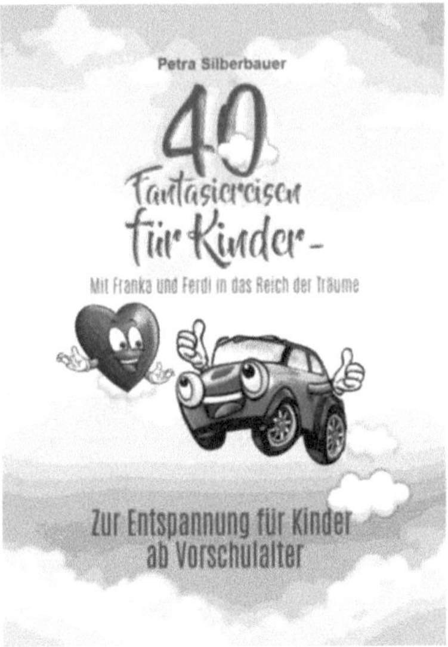

ISBN: 978-3-96738-144-3

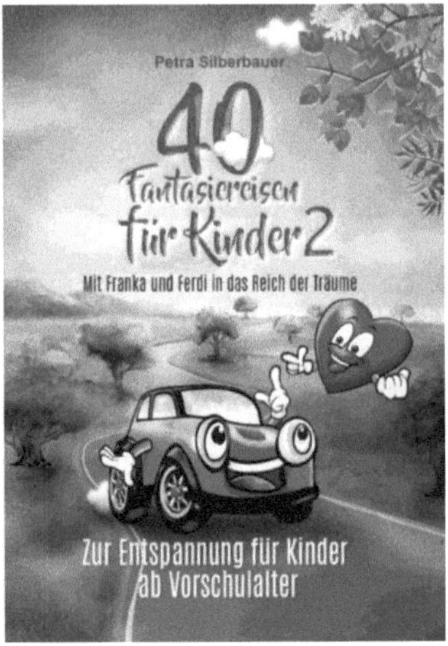

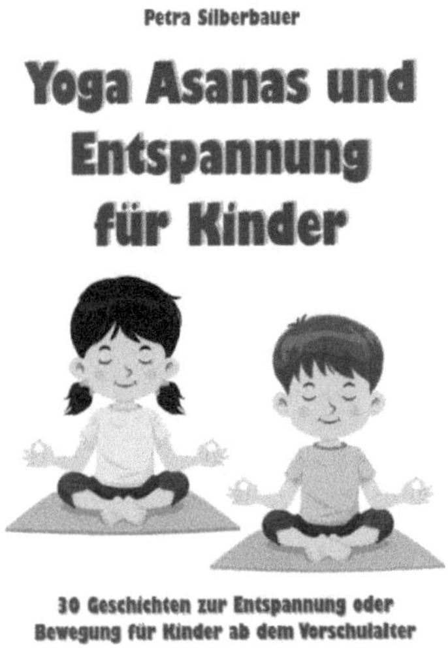

ISBN: 978-3-96738-226-6

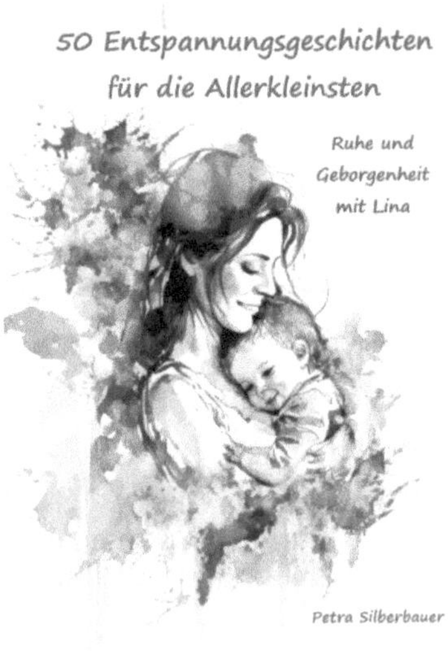

ISBN: 978-3-96738-267-9

Auszug aus dem Verlagsprogramm zum Thema „Entspannung"

Entspannungsgeschichten und Fantasiereisen für Erwachsene
ISBN: 978-3-96738-033-0 (von Angelina Schulze)

Traumreisen für Kinder aus Paulines Träumezauberstab
ISBN: 978-3-96738-074-3 (von Angelina Schulze)

Fantasiereisen für Groß und Klein
ISBN: 978-3-96738-254-9 (von Simone Merle Waese)

22 Seelenreisen in dein Zuhause in dir
ISBN: 978-3-96738-156-6 (von Ines Leue)

Die Seelenwärmer Apotheke
ISBN: 978-3-96738-165-8 (von Ines Leue)

Meditation, heilsames Abenteuer für Körper, Geist und Seele
ISBN: 978-3-96738-199-3 (von Dr. Michelle Haintz)

Entspannungsübungen und Entspannungstipps für Körper, Geist und Seele
ISBN: 978-3-96738-177-1 (von Angelina Schulze)

Autogenes Training – Anleitung und Übungen für Erwachsene
ISBN: 978-3-96738-178-8 (von Angelina Schulze)

Lenormandkarten Fantasiereisen
ISBN: 978-3-96738-245-7 (von Angelina Schulze)

Spirituelle Fantasiereisen für Erwachsene
ISBN: 978-3-96738-241-9 (von Angelina Schulze – 2024 in Planung)

Hypnotische Fantasiereisen für Erwachsene zum Entspannen und Träumen (Band 1 bis 5 von Angelina Schulze)

Und noch viele weitere Bücher ...

FSC
www.fsc.org
MIX
Papier | Fördert
gute Waldnutzung
FSC® C083411

Kolibri 360 GmbH
Ferdinand-Jühlke-Straße 7
99095 Erfurt, Deutschland
produktsicherheit@kolibri360.de

Druck:
CPI Druckdienstleistungen GmbH
im Auftrag der
Kolibri 360 GmbH
Ferdinand-Jühlke-Str. 7
99095 Erfurt